www.ingramcontent.com/pod-product-compliance
Lightning Source LLC
Chambersburg PA
CBHW051207170526
45158CB00014B/1514
9781078215374